AF610980

LA

MÉDECINE DU MORAL

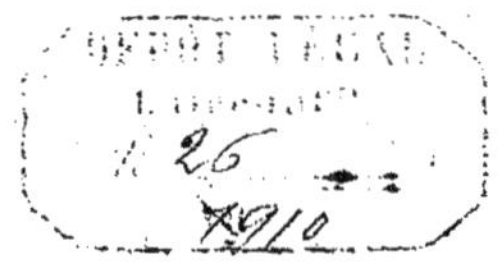

CONFÉRENCE
faite

PAR LE DOCTEUR D. JALABER
Médecin suppléant des Hôpitaux de Nantes
ancien chef de Clinique médicale à l'Ecole de Médecine

LA

MÉDECINE DU MORAL

CONFÉRENCE

FAITE

Aux " Veillées Nantaises "

Sous la présidence de M. le Baron C. DE WISMES

LE 16 FÉVRER 1910

PAR

Le Docteur D. JALABER

Médecin suppléant des Hôpitaux de Nantes

Ancien Chef de Clinique Médicale à l'Ecole de Médecine

NANTES

IMPRIMERIE C. MELLINET — BIROCHÉ ET DAUTAIS, SUCC[rs]

Place du Pilori, 5

1910

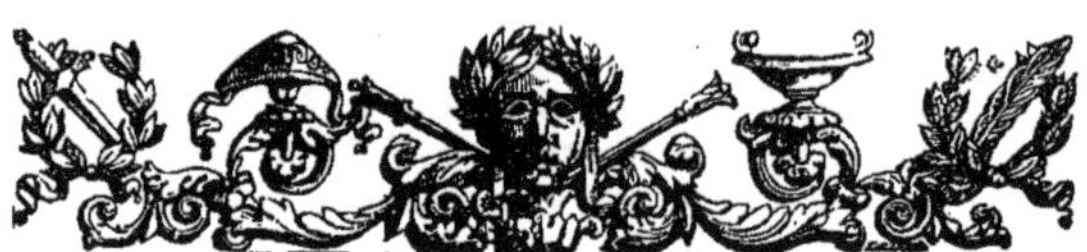

MESDAMES, MESSIEURS,

« Si l'homme est le premier des mammifères, le médecin est le premier des vétérinaires ».

J'ai recueilli cette spirituelle boutade dans un rapport (1) présenté, en 1864, à l'Académie de Médecine par le Dr Aristide Padioleau, un Nantais distingué que la génération antérieure à la mienne a pu connaître. Le sujet dont je vous entrediendrai quelques instants n'a pas l'attrait de la nouveauté, mais l'aphorisme plaisant que je viens de citer, sous son aspect de banalité, est gros de philosophie.

Beaucoup de vérités deviennent ainsi banales parce qu'on oublie d'y réfléchir, et les déductions spéculatives ou pratiques qu'on en peut tirer sont de première importance.

Quelques lignes de Michelet, à propos de Charles VI, nous prouvent que l'actualité de la question n'est qu'un renouveau : « Les médecins ne manquèrent pas au royal malade, mais ils ne firent pas grand'chose. C'était déjà comme aujourd'hui, la médecine matérialiste qui soigne le corps sans se soucier de l'âme, qui veut guérir le mal physique sans rechercher le mal moral, lequel, pourtant, est ordinairement la cause première de l'autre. Le moyen-âge faisait tout le contraire ; il ne

---

(1) *La Médecine morale dans le traitement des maladies nerveuses.*

connaissait pas toujours les remèdes matériels ; mais il savait à merveille calmer, charmer le malade, le préparer à se laisser guérir. »

« L'homme, en effet, dit un médecin (1) que nous citerons souvent, souffre tout autrement que l'animal et il souffre plus que lui. Il ne se contente pas, pourrais-je dire, de la souffrance brute adéquate aux désordres physiques, il la grandit par l'imagination, l'aggrave par la crainte, l'entretient par ses réflexions pessimistes. C'est l'homme qui a le triste privilège d'être tourmenté par les maladies nerveuses, par cette nervosité si fréquente aujourd'hui. Lui seul, connaît dans la maladie, la souffrance morale à son degré le plus élevé ». Comment se fait-il qu'à côté du fatras des théories qui se détruisent et des méthodes éphémères, ces notions essentielles soient exclues de l'éducation médicale ?

Les liens qui existent entre le moral et le physique sont trop étroits pour que nul ne les ignore. Le médecin devrait, plus que tous, les bien comprendre et connaître, et de cette connaissance, il pourrait, journellement, faire bénéficier les malades qu'il néglige de soulager, ignorant la nature de leurs souffrances.

Ce sujet est de telle importance que je m'effraie d'avoir osé l'aborder devant vous.

Sujet trop vaste pour une courte causerie, je ne pourrai qu'en signaler quelques aperçus ; sujet d'une telle élévation que je suis incapable de donner à mes pensées la forme qui conviendrait pour en bien parler.

Vous savez, Mesdames, comment les âmes charitables et les Religieuses utilisent les rebuts d'étoffes de toute nature et de toute origine, laine, velours ou soie. Les découpant en petits carrés, elles les assemblent pour

---

(1) Dr Dubois, *Influence du physique sur le moral.*

en faire à peu de frais des tapis ou des couvertures multicolores dont l'esthétique est souvent discutable, mais dont la valeur pratique est appréciée des pauvres.

Ainsi je ferai; la multiplicité des témoignages appuiera mieux que mes commentaires des idées qui doivent séduire médecins et malades et que, pour ma part, je crois utile de vulgariser.

Qu'entendons-nous par le moral? Ce terme ne désigne pas seulement l'humeur, l'état d'esprit (avoir un bon ou mauvais moral), nous l'appliquons à l'ensemble des facultés de l'âme, ce qui fait, en un mot, toute notre vie intellectuelle et morale. Qu'on soit spiritualiste ou matérialiste déterministe, il faut bien admettre la réalité de ces opérations supérieures dont l'anatomie et la physiologie ne sauraient affirmer la nature et le siège.

Pour mieux nous comprendre, nous dirons donc âme, esprit, moral, employant le moins possible la précision pédante des mots grecs qui font éternuer : psychisme, psychonévrose, psychothérapie. Sachez seulement que l'influence de l'esprit prend une part si incontestée dans l'origine des détraquements nerveux qu'on a créé le mot de psychasthénie (c'est-à-dire faiblesse de l'âme) pour remplacer dans une foule de cas le mot neurasthénie (faiblesse des nerfs) dont on abusait.

Les expressions que nous employons couramment sont déjà une preuve des analogies morales et physiques qu'on peut invoquer. Le bon sens les a fait naître : avoir le cœur gros, c'est être triste ; se faire du bon sang, c'est être gai. Nous donnons du corps à nos idées tant nous sentons cet enchevêtrement réciproque. Les deux ordres de causes peuvent produire le même effet: le chagrin nous fait pleurer, mais la fumée en fait autant. La joie peut être délirante, mais la fièvre l'est aussi. Une joue souffletée rougit du choc et l'autre rougit de honte. Le bonheur peut rendre loquace, exubérant, et l'alcool encore plus. La fatigue se peint sur la figure comme la préoccupation. En plein hiver, l'émotion peut nous tremper de sueur et la peur peut tuer avant le couteau.

Sur tous les organes, sur toutes les fonctions physiologiques, l'état mental peut influer. Un sentiment fort peut faire palpiter le cœur comme une irritation nerveuse. L'angoisse morale rétrécit le gosier plus qu'une amygdalite; la crainte altère la respiration.

C'est peut-être le système digestif qui offre le plus d'exemples de ces réciprocités d'influences. Venu par l'odorat ou né dans l'esprit par un récit trop réaliste, le dégoût peut influencer l'estomac jusqu'à la nausée. En revanche, la pensée d'un bon dîner, comme en sentir l'odeur, ou comme le besoin, fait naître l'appétit et venir l'eau à la bouche.

Des expériences récentes vont vous montrer que cette expression n'est pas exagérée. Le professeur russe Paulow, étudiant les glandes digestives, a montré que le désir, l'odorat ou le goût excitaient mieux l'estomac que l'irritation mécanique ou l'arrivée des aliments.

Prenant un chien, il lui fait espérer un régal de viande en lui montrant simplement l'assiette. Or, l'estomac de ce chien secrète la *même* quantité de suc gastrique que celui d'un autre auquel on donne à manger 100 grammes de viande. Si, au contraire, par une section faite à l'œsophage, on introduit directement la nourriture sans que le chien l'ait aperçue ou goûtée, il n'en digère que 6 grammes en 1 heure 1/2. Bien plus, en variant les aliments mis dans la bouche, les glandes digestives secrètent exactement la *qualité* et la *quantité* de sucs nécessaires à les digérer et pourtant les aliments ne vont plus à l'estomac puisque l'œsophage est coupé.

Kronecker, de Berlin, avec une boule d'argent introduite dans une anse d'intestin, a pu observer que la boule avance si l'on fait manger le chien ou si on masse l'intestin, mais qu'elle avance beaucoup plus vite si on menace l'animal ou si on le flatte.

Si l'idée a pareille valeur pour la digestion d'un animal, on peut supposer qu'elle n'en a pas moins chez l'homme, au contraire. Et, selon les susceptibilités individuelles, la pensée d'un examen, du confessionnal, du fauteuil d'un dentiste, que sais-je encore, réagissent mieux sur l'intestin qu'une pilule laxative. Beaucoup de dyspeptiques oublient en voyage, au restaurant, en vacances, qu'ils ont un mauvais estomac.

La peur est une des émotions qui se réalise le mieux par des actes. Le trac des artistes est une peur qui coupe le sifflet. Celui des coiffeurs leur donne la tremblotte dès que, un rasoir en main, ils touchent un client.

Mettez-vous au balcon du 5ᵉ étage, penchez-vous pour regarder sans toucher l'appui ; vous n'aurez pas le vertige.

Supprimez ce balcon qui ne vous sert pas matériellement, et la peur vous fera reculer.

La peur annihile et rend impuissant. Mettez une poutre large de vingt centimètres à terre, vous marcherez dessus facilement. Suspendez-la à 50 mètres et recommencez. Impossible ! à moins d'être acrobate (1).

L'idée qu'on va rougir rend cramoisi ; la peur d'être gauche le fait devenir.

On peut, avec Bernheim, de Nancy, formuler comme suit la grande loi qui régit l'influence du moral sur le physique : « Toute idée acceptée par le cerveau tend à se faire acte ». Nous pouvons ajouter de suite, pour mieux comprendre la valeur de l'idée, qu'elle tendra d'au-

(1) Beaucoup d'auteurs ont cité ces exemples ou d'autres analogues.

tant plus à se faire acte qu'elle aura provoqué un sentiment, réveillé un désir, suscité une émotion. Le facteur qui donne le plus d'importance à cette loi c'est notre *suggestibilité*. La suggestion a un rôle *immense* dans les esprits normaux et dans les esprits altérés par la maladie. Mais, d'abord, entendons-nous bien sur le mot suggestion. Suggérer (*sub gestare*) veut dire porter en dessous, faire entrer dans l'esprit. Pris dans ce sens, toutes les idées qui pénètrent en nous sont donc le fait de la suggestion.

Ainsi comprise, la suggestibilité est une faculté qui nous est éminemment précieuse. Malheureusement, comme il arrive souvent, le mot a été dévié de son sens général et s'emploie ordinairement en mauvaise part.

Comme l'explique Dubois, nous ne parlons pas de suggestion « quand par la persuasion loyale, par un » exposé logique de bonnes raisons, nous avons en- » traîné la conviction de notre interlocuteur, quand » nous l'avons amené à une détermination qu'il n'aura » pas lieu de regretter.

» Suggérer implique plutôt que la bonne foi a été plus » ou moins surprise ; qu'usant de l'affirmation autori- » taire ou des subterfuges d'une dialectique habile, on » a circonvenu le sujet, qu'on l'a amené à des vues qu'il » n'aurait pas admises, s'il n'avait suivi que les conseils » de sa raison, de son bon sens. »

Pour plus de clarté, nous opposerons donc persuasion à suggestion ; admettant avec Betcherer cette différence : « La suggestion entre dans l'entendement par l'escalier de service, tandis que la persuasion logique frappe à la porte d'entrée principale ». En fait, il est fort difficile de limiter la juste application des deux termes. Il faudrait beaucoup trop de temps pour montrer la valeur de la suggestibilité, non seulement de cette suggestibilité exagérée qu'on constate chez les névrosés et que nous retrouverons tout-à-l'heure ; mais même celle des normaux.

Sans nous arrêter, signalons le rôle de la suggestion en politique. (Pauvres électeurs, si conscients et si libres qu'on éteint même leur conscience en leur suggérant leur liberté) ; son rôle dans les assemblées, les classes sociales et les peuples avec les délires, les cruautés, les grèves, les révolutions qu'elle engendre ; à elle seule, elle remplit toute la psychologie des foules.

Par ses artifices, c'est la suggestion qui favorise les succès de l'éloquence. C'est elle qui fausse la justice, et, dernièrement, la conférence de Me Henri Robert sur les Cours d'assises aurait pu se résumer en ces termes, très subversifs, d'ailleurs : « Là tout n'est que suggestion : président, procureur, témoins, jurés, accusé. »

L'éducation, la famille, le monde sont des centres de suggestion, par des habitudes, manières d'être qu'on y prend, sans trop même les discuter. Faut-il encore invoquer les miroirs aux alouettes que sont l'étalage, le prospectus, l'affiche, tous ces trucs de la réclame dont nous mordons chaque jour l'hameçon, même quand nous voyons la ficelle.

Ne semble-t-il pas qu'une partie de l'humanité passe son temps à suggestionner l'autre. Sur ce point, nous valons les poules naïves dans le nid desquelles on glisse subrepticement un œuf de porcelaine pour les engager à pondre.

Enfin, il faudrait des livres entiers pour bien établir le rôle de la suggestion au théâtre, par les lectures et les gravures. On les appelle *très suggestives* ces images lascives ou sanglantes qui s'étalent sur la couverture des romans, plus bas encore de mœurs que de prix, dont le peuple fait, maintenant, sa lecture favorite.

Que dire de la presse, cette grande force moderne de

la suggestion. Elle pourrait, cette force, aborder loyalement les intelligences par la voie de la persuasion et de la raison. Elle le fait quand elle se respecte, mais alors la masse la néglige et la raille.

Le plus souvent, elle pénètre par les voies les plus tortueuses de l'entendement, appétits détestables, désirs mauvais, pour empoisonner les esprits en y semant ces hideuses passions, maladies et lèpres de l'âme, dont les maladies du corps seront les conséquences ou les reflets.

Sus aux microbes et place aux vices.

Avaries, névroses et folies, la voilà votre hygiène, savants illusionnés qui nous précipitez dans les décadences en chantant l'Internationale du Progrès.

Crimes, prostitution, unions libres, la voilà votre morale, sociologues prometteurs de bonheur, qui nous apportez la bestialité par peur de nous laisser Dieu.

Pourquoi, direz-vous, s'étendre si haut et si loin ? A quoi bon ici ces lieux communs trop faciles à mettre en valeur ?

J'estime, quant à moi, qu'il est absolument utile d'indiquer toute l'importance des idées chez les hommes d'apparence saine pour comprendre leur valeur dans le développement ou le traitement des maladies.

Avant Bernheim, saint Thomas avait dit : « Toute idée conçue dans l'âme est un ordre auquel obéit l'organisme et, il ajoutait, aux conceptions de l'âme répondent dans le corps humain non pas seulement des variations de température, mais des modifications qui peuvent aller jusqu'à la santé ou la maladie ».

Dans l'hypnotisme et l'hystérie, toute une catégorie d'états anormaux facilite l'étude expérimentale de ces influences. Au début de mes études, j'ai pu voir à la Salpêtrière les fameux sujets de Charcot si bien dressés pour l'observation. Prenons d'abord le cataleptique, sujet inerte et sanspensée. Tout acte que nous lui ferons commencer, il le complètera, l'achèvera sans résistance.

Agenouillons-le en lui joignant les mains, immédiatement sa physionomie tout entière prend l'attitude complexe de la prière ; la tête se relève, la bouche s'extasie, les yeux implorent. Cette simple ébauche de mouvements a indiqué l'idée de prière aussitôt mise en acte, par tous les muscles coordonnés avec une précision stupéfiante.

Conclusion.— Dans cet état anormal sans contrôle de la volonté ni de la mémoire, voici l'idée la plus élémentaire sous forme de sensation qui tend sans hésiter à l'acte correspondant simple ou déjà complexe.

Si maintenant on frotte la colonne vertébrale de cet hypnotisé cataleptique, on peut l'amener au somnambulisme provoqué. Dans cet état, il suffit de lui intimer un ordre, de lui suggérer une idée dont l'application exigera des actes enchaînés, il exécutera avec intelligence et logique toute la série des actes en question. Il chantera, prêchera, dansera, se déshabillera en public, exécutera des crimes simulés, ira où on lui commandera immédiatement ou à heure fixe.

Tous les hypnotiseurs ambulants ont reproduit et varié ces expériences.

Un degré de plus, nous aurons alors le vigilambulisme avec dédoublement de la personnalité ; le sujet ayant comme deux consciences différentes, oubliant dans l'état second ce qu'il fait et pense dans l'état premier.

Nées d'une hallucination ou d'une suggestion étrangère, ces opérations auront eu un caractère très intellectuel utilisant les idées acquises et les sensations propres du sujet, dénotant même une conscience passagère de ce qui s'exécute, mais le vrai moi, la conscience normale, la volonté libre de l'exécutant n'ont point connu ces actes et n'en sont pas responsables.

L'importance des idées suggérées est si considérable que certains médecins se servent encore de ces états hypnotiques pour guérir des paralysies, des douleurs, des insensibilités, des dyspepsies et autres maladies d'origine mentale.

Liébaut, Bernheim, Baunis et Liégeois, de l'école de Nancy, ont été les promoteurs de ce genre de traitement et ont fait bien des disciples.

Savez-vous, en passant, combien ils ont trouvé de gens hypnotisables soit à l'hôpital, soit même en toute autre classe ? Liébaut donne le chiffre de 90 °/₀, et les autres statistiques n'en diffèrent pas beaucoup.

Quelle que soit l'efficacité du moyen, sa valeur morale est tout au moins si discutable que beaucoup, non seulement de spiritualistes, mais même de matérialistes, y ont renoncé comme tendant à diminuer la personnalité du malade.

Si curieux que soient ces phénomènes, laissons cette quasi-folie qu'est l'hystérie pour aborder au plus vite la classe des névropathes proprement dits, beaucoup plus intéressante pour le médecin praticien. Ils sont légion ces pauvres éclopés du corps et de l'esprit.

De chaque côté d'une immense fresque, imaginons à perte de vue la multitude marquée au front par la névrose «*Duodecim millia signati*». Vers nous elle s'avance toujours, augmentée et plus lamentable, présentant au premier plan les types les plus marquants de ses formes variées. Hommes, femmes, vieillards, enfants, riches et pauvres tournent leurs yeux qui pleurent, leurs mains suppliantes, leurs voix qui clament vers le personnage qui se tient au centre, guérisseur ou consolateur, tenant du prêtre et du médecin.

Je le vois inspiré à gauche par la science et recevant à droite pour les épandre ces dons de Dieu qui sont la pitié, l'espérance et la foi.

La pitié, cette charité qui soulage toutes les souffrances ; l'espérance qui relève tous les découragements et la foi qui fait les miracles.

Regardons d'un peu plus près pour connaître leurs visages ; avec un auteur cherchons sur leur front les secrets du mal qui les tourmente. « Il y a le névrosé » pâle et le névrosé florissant, l'artiste ou le banquier, » le fêtard ou le rond de cuir, le snob ou le demi- » savant, la mondaine et la demi-mondaine. Il y a les » surmenés, les éclopés de la course sauvage au mor- » ceau de pain, les victimes du salaire trop bas pour » les enfants trop nombreux, l'institutrice écrasée par » le travail et la solitude, oiseau de passage qui n'a pas » une branche pour se reposer, la demoiselle de grande » famille à qui la ruine brusque a mis en mains un » beau matin un pinceau de fleuriste, le clavier de la » machine à écrire ou le petit rouleau de professeur de » piano. Il y a la troupe pitoyable des trompées et des » délaissées, le candidat fonctionnaire qui s'est mis au » laminoir des concours, l'homme d'affaires surmené » par les calculs pendant le jour et par ses distractions » pendant la nuit, le mondain qui passe l'hiver en serre » chaude, abusant de tous les sports et de tous les » flirts. »

Examinons quelques grandes causes de tant de maux. Et d'abord l'hérédité : « Les pères ont mangé des raisins verts et les dents des enfants en ont été agacées », disait déjà le prophète Jérémie.

Hélas ! si nos pères n'avaient goûté qu'à cela, la neurasthénie n'agacerait pas tant nos nerfs !!!

L'influence du moral sur le physique est évidente, mais la réciproque se prouve plus facilement encore. « La dépendance de l'âme vis-à-vis du corps commence au berceau et ne finit qu'à la tombe. Par le fait de l'atavisme nous naissons déjà orientés dans certaines directions, nous entrons dans ce monde plus ou moins bien doués. C'est là un héritage que nous sommes obligés d'accepter sans bénéfice d'inventaire et pourtant, toute notre existence nous ne vivrons que de ce capital et des intérêts que nous saurons en tirer par une sage administration (1). »

Evidemment, il y a de pauvres êtres qui naissent idiots ou crétins ; pour ceux-là, il ne saurait être question de sage administration d'un capital qui n'existe que peu ou pas.

Pour les autres, l'héritage est de valeur très inégale, les tendances physiques et intellectuelles sont différentes ; mais une tendance se corrige, une orientation se modifie.

L'hérédité ne doit pas mener au fatalisme. Quelle que soit la valeur de l'héritage, nous pouvons et nous devons le développer et le faire fructifier autant que les circonstances de la vie nous le permettent.

« Il y a, dit Eymieux, des êtres, ce sont les brutes qui sont montées pour ainsi dire mécaniquement comme une montre et s'en vont jusqu'au bout de leur vie, réglées par l'instinct comme la montre jusqu'au bout de son ressort. Mais l'homme n'est pas réglé par son instinct parce que sa destinée dépasse l'activité de ses organes et qu'il est libre, de même que la locomotive n'est pas réglée par la seule expansion de la vapeur, parce que sa destinée est de servir à autre chose qu'à elle-même. Supprimez le mécanicien, vous savez ce qui arrivera et que toute cette force ne sera que pour la destruction. »

Sans doute, certaines qualités physiques sont plus immuables, telle : la couleur de nos yeux, de nos che-

(1) Dubois.

veux, notre taille, nos traits de famille et de race, notre démarche ; d'inévitables infirmités, des maladies abominables ou cruelles peuvent nous étreindre avant même la naissance pour ne nous faire connaître de la vie que la douleur. Certaines tares morales et intellectuelles sont de lourdes chaînes entravant la vaillance de nos volontés, obscurcissant les lumières de notre raison.

« Nos pères ont péché, nos pères ne sont plus et nous portons la peine de leur crime ».

Les matérialistes, qui ricanent du péché originel, se courbent accablés sous le dogme de l'atavisme excessif, sans voir que la cruauté inexorable de celui-ci ne se peut justifier ni adoucir par les motifs et les espoirs de celui-là.

Injustice, absurdité, s'exclament tous les Homais du siècle : Et qu'y faire mon bon Monsieur, vous eussiez dû, comme on l'a dit, choisir vos parents, ou bien, puisque seuls les peuples qui n'ont pas d'histoire sont heureux, il fallait, dans la gélatine d'un bocal, naître par génération spontanée sous le souffle fallacieusement créateur du professeur Leduc.

N'avez-vous pas fait avant moi cette remarque curieuse, que ceux qui abusent du mot *hérédité* sont hostiles à ce mot plus ancien de *tradition*, préférant la passivité de la matière qui subit à l'activité réfléchie de l'esprit qui transmet et qui perfectionne. A tort, on emploie l'un comme un manteau pour couvrir des turpitudes, on a peur avec l'autre d'envisager les devoirs qu'il comporte.

Bandits de la politique ou bandits des rues, quand vos origines sont canailles, des historiens, expliquant vos méfaits ou votre dépravation, disent : *c'est l'hérédité* (1).

(1) Cf. GUSTAVE THÉRY dans sa brochure *Aristide le Cynique.*

Au contraire, P. Loti, faisant à l'Académie l'éloge de François Coppée, ajoute : « Il est vrai que dans cet intérieur si gêné qui fut celui de son enfance, personne ne devint jamais ni grossier, ni vulgaire. Ses parents, très au-dessus de leur misère matérielle, restaient ardemment chrétiens et monarchistes et c'est là une garantie de distinction quand même ». *Voilà la tradition*.

Osons, Mesdames et Messieurs, aux mauvaises hérédités opposer les bonnes traditions.

Pour chaque famille, pour chaque individu, la tradition conserve et indique les qualités de milieu les plus favorables à son développement normal. C'est elle qui fait la noblesse de sentiments, le patriotisme, les vertus de race. Source d'énergies latentes, mais déjà orientées, elle dépose en nos âmes des aspirations prêtes à agir. Les contrôler, les perfectionner sera notre œuvre personnelle ; les méconnaître, les fausser, les oublier, ce sera fatalement dégénérer. Les déracinés, les déclassés, les dévoyés de toute espèce ne sont-ils pas les plus aptes à fixer la névrose sur eux et sur leurs descendances.

L'influence du milieu, de l'ambiance sur les prédisposés ou les malades nerveux n'est en quelque sorte qu'une contagion. Education, lectures, compagnies, spectacles pourraient être, sans épuiser le sujet, autant de points à développer. Qu'on ne dise pas : cela ne regarde que le moraliste et non le médecin, il est trop facile de prouver combien ces questions touchent de près à l'hygiène de l'esprit, sœur de l'hygiène du corps.

L'instinct d'imitation s'exercera toujours d'après les exemples qui lui sont donnés. Les parents, les maîtres, les amis devront donc se souvenir que leurs faits et gestes, comme on dit, seront mieux retenus et répétés que toutes les leçons verbales.

En maladies nerveuses, la contagion de l'exemple est

énorme ; les épidémies de danse de Saint-Guy, de tics divers ont été souvent décrites. Tout le monde connaît les épidémies du moyen-âge et les convulsionnaires de Saint-Médard.

Les attaques d'hystérie gagnant d'un lit à l'autre sont fréquentes dans les salles de nerveuses. Bouchut a cité le fait de 115 ouvrières sur 400 prises en 3 jours de syncopes convulsives par contagion nerveuse dans un atelier.

Tout cela n'est pas plus extraordinaire que les épidémies de suicide ou de crimes souvent provoqués par une presse trop bavarde.

Multiples sont les occasions dont profite la névrose pour prendre possession d'un organisme prédisposé.

Dans les causes individuelles, il faudrait d'abord faire entrer bon nombre de maladies provocatrices, infection, intoxication, poisons venus du dehors, poisons fabriqués en dedans par suite de déviations nutritives.

Les maladies du tube digestif comptent parmi les plus favorables. Ajoutez à cela les surmenages de toute sorte, la mauvaise hygiène dans la pâture du corps et dans celle de l'esprit, dans le travail ou dans le plaisir et tous les excès de civilisation ; c'est comme on l'a dit, la rançon du progrès.

Tous ces facteurs aboutissent en résumé à quatre grands symptômes qu'éprouvent les malades, à savoir : qu'ils sont *suggestibles, fatigables, sensibles* et *émotifs à l'excès*. Nous insistons sur à l'excès car, tous nous sommes victimes de la suggestion, de la fatigue, de la sensation et de l'émotion, mais de façon normale sans que cela entraîne pour nous l'idée fixe ou l'obsession, la peur de tout ou la lassitude chronique, l'irritabilité, le tremblement ou les pleurs sans motif valable. Ce qui différencie les normaux des anormaux en cette matière, c'est donc bien l'état d'âme, la mentalité.

Des théories fort ingénieuses ont essayé d'expliquer l'état de névrose vis-à-vis de la dépense et de la fatigue ; malgré tout, l'interprétation du phénomène est souvent difficile, vu la complexité des éléments physiques et moraux qui s'y combinent. La diminution de l'attention et de la volonté, la paresse intellectuelle, le découragement sont des formes de la fatigabilité.

Notre mécanisme est délicat et perfectionné à l'extrême. Tout en maintenant l'intégrité et l'harmonie des pièces de la machine, il nous faut en réparer l'usure.

Nous produisons nous-mêmes notre force nerveuse, et nous devons la distribuer au fur et à mesure des besoins de chaque organe, sans excès comme sans défaut.

Si nous avons une fuite, telle qu'une émotion, si nous laissons un robinet ouvert, par exemple une préoccupation, voilà du gaspillage d'énergie qui, peu après, se fera sentir sous forme d'épuisement ou même de détraquement des organes.

Le nom de *cyclothymiques* a été récemment donné à une certaine catégorie de nerveux qui ont, comme on dit, des hauts et des bas, un jour bon, un jour mauvais, des périodes de spleen, puis des périodes d'excitation, ce sont des moteurs mal réglés qui restent en panne après s'être emballés.

Chose curieuse : la courbature, le brisement physique, la fatigue réelle, même chez les normaux, engendre des troubles mentaux analogues à ceux des neurasthéniques.

Ph. Tissié, expérimentant chez les cyclistes, a noté l'ennui qu'on retrouve toujours à un moment donné de l'entraînement intensif chez les sujets les plus gais et les mieux équilibrés.

Ferré constate, à son tour, que la fatigue comporte une tendance à la dépression des sentiments, à l'égoïsme et au pessimisme en général (Idées de négation, de persécution, etc., etc) (1).

Tous les fatigués ne sont pas identiques, la désorganisation, l'épuisement nerveux n'ont pas la même origine et la même valeur chez tous. C'est la ressemblance des effets qui fait conclure aux mêmes causes, mais chez les uns, il y a usure réelle, chez les autres, simple conviction d'impuissance ou bien, enfin, mélange de ces deux causes. La représentation intellectuelle, l'effort moral sont si intimement liés aux sensations de fatigue que la même impression, telle la vue de l'ennemi peut décupler les forces d'un individu et annihiler celles de l'autre. Si la frousse trouble parfois la digestion, voyez, par contre, ces troupiers las et courbés sous le sac; leurs énergies semblent épuisées, mais voici que sonne la charge : En avant ! crient les chefs, et la métamorphose est complète ; redressés et vaillants, ils grimpent à l'assaut.

Qu'est-ce que cela prouve, sinon l'influence absolue de l'idée.

La même importance de l'idée se retrouve dans ce qui rend excessive la sensibilité du neurasthénique.

Être sensible est une nécessité primordiale de la vie physiologique et morale. L'être à l'excès devient un symptôme morbide. Une sensation comporte ordinairement trois choses, la première est la cause qui la provoque ; la deuxième, c'est la transmission au cerveau par les nerfs ; la troisième, c'est la perception que nous en avons. C'est l'idée qu'elle fait naître. Cette dernière est seule indispensable.

L'hypnotisé voit, entend, goûte comme il décrit des choses qui n'existent pas. L'amputé sent la douleur de

---

(1) Dubois, *Traitement des Psychonévroses.*

son pied coupé. Mais alors, direz-vous, la douleur n'est qu'un mot, c'est imaginaire ?

Non, mille fois non, ne nous lassons pas de le répéter, la sensation n'est pas imaginaire ; elle existe puisque nous en avons conscience. Ce qui est imaginaire, c'est la façon erronée dont nous l'interprétons souvent. Comme ces miroirs amusants qui donnent à notre visage des formes grotesques et fausses, ainsi nos mentalités individuelles ou passagères modifient les sensations qu'elles augmentent, diminuent et déforment.

Quelle saine et attrayante psychologie se placerait heureusement ici à propos de la douleur, de la souffrance, du bien-être, du mal-être, des sentiments nuisibles ou utiles ; mais nous ne faisons qu'effleurer les chapitres, parlons donc du quatrième effet notable des névroses, l'émotivité exagérée.

L'émotion est un sentiment donnant lieu à des réactions physiologiques ou organiques plus ou moins intenses. En lisant le récit d'un accident survenu à un enfant, vous éprouvez un sentiment de tristesse ; si vous apprenez brusquement que l'accident a atteint **votre** enfant, c'est une émotion véritable qui vous étreint.

Il n'y a plus seulement conscience d'une idée pénible, il y a dans l'émotion une réaction de l'idée sur nos organes, à ce point que nos membres vont trembler ou faiblir, les pleurs vont surgir, la douleur ou la pâleur modifie le visage dont tous les muscles se contractent dans une expression angoissée.

L'image entrevue par l'esprit est bien l'origine de ces phénomènes, mais ayant une forte tendance à s'organiser, l'idée met en branle instantanément toute une série d'éléments physiques. L'âme et le corps ont donc ici chacun leur part et ne peuvent être séparés.

Des philosophes comme Lange, Sergi, etc., ont voulu prétendre que dans l'émotion, le sentiment n'était que la *résultante*, le *contre-coup* de l'état physique. Si une mère apprend que son fils est mort, elle éprouve un sentiment de tristesse qui se traduit par des pleurs, des sanglots ; c'est ainsi que vous comprenez la chose, n'est-il pas vrai ? Pour Lange et son école, c'est *parce que la nouvelle a provoqué des larmes* ou d'autres modifications physiques que la mère devient triste (1).

J'imagine que si leur cuisinière pleure en épluchant des oignons, ces philosophes doivent être ébahis de ne pas la voir envahie du coup par une tristesse intense.

L'émotivité exagérée du névrosé tient donc à ce que, par manque de contrôle, il transforme trop aisément les idées en sentiments émotionnels.

D'autre part, la susceptibilité de ses réactions nerveuses ou sa faiblesse physique le rendent très apte à éprouver au maximum les effets de l'émotion. Vous comprenez pourquoi ce malheureux sera une proie toujours prête pour l'angoisse, la peur de tout et de rien, la tristesse, la mélancolie, les dépressions, l'impuissance, l'irritabilité. Larmoyant, tremblant, spasmodique, sa lassitude douloureuse ou inquiète épuisera ses muscles, étranglera sa respiration, éteindra sa voix, chassera son sommeil, tuera son appétit, troublera ses fonctions digestives, fera palpiter son cœur, déséquilibrera tout l'harmonieux mécanisme de sa vie animale. C'est « ballotté par la tempête, le navire désemparé dont le pilote ivre ou dément ne peut plus diriger la course et utiliser les voiles ». Chargez cette description de toutes les autres misères physiques et morales qu'on observe encore chez les névropathes, qu'importe, en voilà assez pour montrer l'influence énorme de leur représentation mentale sur la genèse et l'entretien de

---

(1) Cf. Dubois, *Traitement des Psychonévroses.*

leur maladie. Du désarroi de leurs facultés, ils sont avant tout victimes ; la recherche des causes, la constatation des effets concordent pour le prouver, quelles que soit les théories explicatives.

Si le mal est en grande partie dans l'âme, le remède ne doit-il pas aller l'y chercher. C'est à quoi doit s'attacher tout médecin digne de ce nom.

« La médecine naquit avec la douleur, c'est-à-dire en même temps que l'homme ; un être souffrant, un cœur ému de pitié, voilà le premier malade et le premier médecin. »

Commentant cette phrase, pour en inculquer les enseignements à un auditoire d'étudiants et de médecins, mon excellent maître, le Prof[r] Poisson, ajoutait : « Vous » devez être ce cœur ému de pitié... La froideur du » médecin n'est qu'un masque, un masque douloureux » qu'il se pose sur la face pour qu'elle ne trahisse pas » ses émotions intimes. Si la nature vous a ainsi faits » que ces émotions glissent légèrement sur vous, j'ai » peur que vous ne trouviez pas les mots qui compatissent et qui consolent, les mots qui partent du cœur » et vont au cœur et qu'on n'apprend pas dans les livres. » Si vous n'aimez pas les malades, si vous n'êtes pas » nés pour être médecin, les autres ne trouveront pas » chez vous ce qu'ils ont le droit d'y trouver ; autre » chose que le griffonnage ennuyé d'une ordonnance » sans valeur qu'ils exécuteront sans confiance et probablement sans profit, parce que vous l'aurez écrite » sans conviction et sans autorité ».

Hélas ! ! quelques autorités d'élite osent seules, en passant, rappeler ces vérités.

« Il est certain, dit à son tour M. le Dr de Fleury, que le médecin d'aujourd'hui sait beaucoup en ce qui concerne la spécialité où il se cantonne ; mais il manque d'idées générales, il se rit de toute doctrine. Plus d'un de ces jeunes hommes, insuffisamment averti de la dignité d'Esculape, transporte innocemment les coutumes commerciales, dont ses parents usaient très légitimement, dans la pratique chirurgicale ; accepte, par exemple, une commission sur les bénéfices d'une opération qu'il procure et paraît oublier que la marchandise est ici la créature humaine ».

Faut-il donc des qualités bien spéciales pour soigner l'âme en même temps que le cœur ?

Evidemment, il faut au médecin le courage tranquille et froid et le dévouement désintéressé.

Il lui faut développer son savoir le plus possible, être scrupuleusement honnête, et même, comme le demande le Dr Pasquier dans une thèse récente, éviter l'ivrognerie. Et encore ?

Chez un confrère du Nord-Ouest, les paysans, ses clients, avaient habitude de demander à la domestique, avant d'entrer : « M. le Docteur est-il saoul ? » Répondait-elle oui, ils entraient avec confiance. Sinon, ils allaient faire le tour du marché en attendant que le docteur fût bien à point (1).

N'importe, le médecin praticien n'a pas besoin d'être expert philosophe ou grand savant. Mais il doit être observateur et pour être bon médecin se faire d'abord médecin bon.

Les qualités essentielles pour faire de la médecine morale sont peut-être plus naturelles au brave médecin de campagne qu'au spécialiste des capitales. Être convaincu pour savoir convaincre, être compatissant, patient et persistant, voilà ce que devrait être le médecin des nerveux, et tout médecin.

---

(1) Dr Gaston PASQUIER, *Les ennemis de la profession médicale*. Th. de Paris, nov. 1909.

A ce pauvre désemparé qui s'appesantit sur ses misères, décrit avec détails tous les symptômes qu'il éprouve, scrute de son regard à la fois inquiet et interrogateur le visage du médecin, comment donner confiance si on en manque soi-même?

On s'imagine trop volontiers qu'en indiquant un remède au névropathe il suffit de lui tapoter l'épaule et de lui dire : « Prenez cela, mon ami, vous guérirez ». Il n'a rien compris à mon mal, se dira-t-il en sortant ; et pour qu'un autre le comprenne, il faut que cet autre écoute longuement, patiemment ses lamentations.

« Vous qui passez par le chemin, regardez et voyez s'il est une douleur semblable à la mienne, on entend mes gémissements. personne qui me console » (1).

Le médecin peut être celui qui le consolera.

Compatir (*cum patere*, souffrir avec), voilà la meilleure manière de bien comprendre la douleur. Par la compassion, on devient l'ami de son malade ; étant son ami, on sera son confident le plus sûr, son conseil le plus écouté.

Des objections puériles tenaillent cet esprit inquiet, ne le laissons pas partir sans avoir tout réfuté ; sûr qu'on a pénétré son mal, il acceptera les prescriptions pour guérir. C'est avec confiance qu'il les exécutera, déjà réconforté par nos encouragements affectueux, selon ce proverbe de l'Ecriture : *Les bonnes paroles sont un rayon de miel douces à l'âme et salutaires au corps* » (2). Il souffre, donc il faut le plaindre, il ignore la nature de son mal, donc il faut le lui expliquer ; reprenant après lui un par un chaque symptôme, indiquons-en l'ori-

---

(1) JÉRÉMIE, Thren : I, 12, 22.
(2) *Proverbes*.

gine, montrons par des faits et des comparaisons le peu d'importance de ces troubles et leur valeur relative.

Pour lui, comme le veut saint François de Sales, « *nous ne devons pas être bon, mais très bon* ».

Et le temps ? dira un confrère, pour écouter toutes leurs sornettes ou leurs rengaines. Je répondrai avec le Dr Burlureaux qu'il ne faut jamais paraître pressé et qu'en fait même, on ne doit pas se presser. Oh ! sans doute, il y a des limites.

Les confesseurs connaissent sous le nom de punaises de sacristie ces fausses dévotes, importunes et tenaces ; pour nous, il y a les geignards qui ne sont que de faux malades, voulant, comme les faux pauvres, accaparer notre pitié. Il suffit de les dépister, mais pour les autres, ayons persévérance et patience.

Pour nous aider dans cette tâche, il nous devrait suffire d'écouter notre cœur.

Pensons que le médecin n'est pas à l'abri de ces misères, il y est plutôt prédisposé ; souvenons-nous que la douleur, la maladie ont brisé, torturé sous nos yeux navrés ou ravi à nos mains impuissantes les êtres les plus chers, et nous n'hésiterons pas à consacrer quelques instants à cette médecine du moral qui déçoit souvent moins que l'autre et, par surcroît, nous rend meilleurs.

« Le bien qu'on fait la veille fait le bonheur du lendemain ». C'est à nos malades que nous devons d'avoir quelques qualités du cœur.

C'est toujours le doux évêque de Genève qui écrivait : « Les maladies longues sont de bonnes écoles de charité pour ceux qui y assistent et d'amoureuse patience pour ceux qui les ont ».

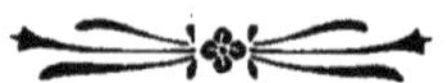

« Si vous consultez les médecins, le mal vous pince d'un côté, le remède de l'autre. Je hais les remèdes qui importunent plus que la maladie. D'être subject à la colique, et subject m'abstenir à manger des huîtres, ce sont deux maux pour un ».

Quand Montaigne écrivait cela, il écoutait trop sa gourmandise et je préfère l'avis de l'Ecclésiaste : « Le Seigneur fait produire à la terre ses médicaments et l'homme sensé ne les dédaigne pas ».

Il ne faut pas nier la valeur des remèdes chimiques et physiques ? Dans certaines affections ils ont un rôle prépondérant. Je n'admets pas le scepticisme exagéré et funeste qui rejette tout médicament ; il ne viendra pas à l'esprit de soigner une fièvre typhoïde par la simple psychothérapie. S'ils sont limités, les moyens scientifiques dont nous disposons actuellement sont parfois merveilleux.

Lorsque par une injection de sérum, on a conscience d'avoir peut-être détourné d'un enfant la mort, après l'affreuse agonie d'un croup, on a lieu d'être satisfait et fier de cette puissance mise à notre service par une magnifique découverte.

Il serait puéril encore de nier le superbe développement de la chirurgie, arrachant le mal dans sa source ou en dérivant les flots empoisonnés. Pourtant la constatation de sa puissance ne doit pas la rendre téméraire ; la rapidité de ses résultats et des avantages pécuniaires qu'on en retire ne doit point aveugler ses adeptes, au point de n'y chercher comme on l'a dit que *des opérations financières.* En tout cas, ignorez si vous voulez ses défauts, ses erreurs, même ses improbités ; augmentez par la pensée ses progrès constants ; mais vous admettrez avec moi, qu'une obsession ne s'enlève pas comme un appendice, à moins qu'elle n'en résulte. On ne greffe pas de la volonté comme un lambeau de peau ; on ne suture pas à l'aiguille chirurgicale les associations d'idées. La chirurgie nous laisse donc un large domaine qu'elle ne peut exploiter.

Après l'alchimie, après les médications par les simples, la chimie moderne la plus perfectionnée a multiplié les recettes sans presque diminuer le nombre et la durée des maladies, sans presque accroître la longévité. Les progrès faits à droite sont annihilés par de nouvelles misères qui paraissent à gauche.

Nous n'avons pas assez de moqueries pour les formules bizarres des médecins du moyen-âge ou des siècles qui nous ont précédés. Leur simplicité nous paraît ignorance, nous appelons duperie leur naïveté. Pourtant, ils ont guéri, soulagé eux aussi. Ils ont été appelés et remerciés comme nous pour leurs résultats, comme nous aussi ils ont été conspués et honnis pour leurs insuccès.

Essayons maintenant de supposer quels seront dans cent ans les jugements portés sur nos méthodes et nos découvertes actuelles, dont nous sommes trop orgueilleux. En avons-nous pourtant des sirops, des onguents, des pilules et des sérums, des toniques et des calmants, des antimicrobes et des cultures de microbes !!!

Imaginez-vous l'entassement, par-dessus les anciens, de ces remèdes nouveaux, de ces spécialités mort-nées ou de celles dont la vitalité est en rapport avec l'argent qui les a lancées et les maintient par une réclame coûteuse.

Compulsez, comparez, opposez toute cette littérature pseudo-scientifique des prospectus ou scientifique des journaux, des congrès et même des académies. Voyez tous ces augures dogmatisant, affirmant les causes, expliquant les effets, et vous comprendrez qu'il est matériellement impossible au médecin raisonnable d'être édifié sur la valeur de tous ces remèdes. Intellectuellement il tend à s'égarer au milieu d'affirmations contradictoires. Moralement, il craint avec raison d'être trompé (s'il n'est pas complice) par cette réclame payée, édifiant des fortunes sur la crédulité des malades.

La physique a tendu la main à la chimie aux abois. L'eau, la lumière, les rayons de toutes sortes, l'électricité, le froid, le chaud ont apporté dans la thérapeuthique des forces qu'on voudrait sans limite. Le névropathe a frappé à la porte de toutes ces puissances du jour, comme il a ingurgité consciencieusement toutes les mixtures de la chimie, parfois il y trouva son bien par une efficacité réelle ou par sa conviction ; mais combien de fois est-il sorti avec une désillusion de plus.

Pour lui encore, pour son incurabilité désespérante, des médecins se sont faits spécialistes, d'autres se sont dits maîtres d'hôtel ou directeurs de boîtes. Partout s'érigent ces nouveaux temples d'Esculape, cliniques, maisons de santé, lieux célèbres d'hydrothérapie, cure d'air, cure de repos, cure de lumière, cure d'alimentation, etc., etc.

On y fait parfois, dit un malin, de la morale en actions, mais *en actions de 500 francs*. On n'en finirait plus, si à cette médecine légale, on ajoutait les innombrables exploiteurs de la médecine illégale.

Et le médecin frustré crie : gogo au malheureux qui, portant ailleurs sa plainte sans écho, lui répond : charlatan, parce que ses drogues ne l'ont pas guéri. Et quand le croyant se dirige vers les sanctuaires miraculeux ou les sources bénies, les faux savants ricanent de sa foi, eux qui ont exploité sa naïveté aux sources thermales dont ils ne peuvent même expliquer l'efficacité, invoquant tour à tour la température, la composition, la radioactivité ou un mystérieux état naissant.

Comment reconnaître l'honnête vérité, comment oser agir avec sincérité et conviction au milieu de toutes ces sollicitations opposées et complexes ?

Les uns se disent blasés sur la valeur du mot vertu répétant sans vergogne : *Vulgus vult decipi, decipiatur. La foule aime à être trompée, trompez-la.* Les autres, exagérant le scrupule, ou plutôt la peur d'agir, n'emploient plus un seul remède. Entre les deux, n'y-a-t'il pas place pour un juste milieu ?

Loyalement on doit user des bons remèdes que l'on connaît. Loyalement aussi on doit éviter des frais ou des déceptions au malade quand on n'a pas la conviction d'efficacité. Pourquoi ignorer alors cette autre puissance curatrice dont nous avons compris l'importance : la médecine de l'esprit. Ajoutant cette ressource aux précédentes, jamais nous n'aurons plus raison de nous croiser les bras, nous aurons toujours motif d'agir sous une des formes de notre triple rôle, *guérir quelquefois, soulager souvent, consoler toujours.*

Avec une vanité d'auteur enfantine, chacun préconise son système, déguisant par des pratiques extérieures l'effet qu'il veut obtenir du moral.

Il en fut toujours ainsi. Autrefois, Messmer rassemblait les égrotants autour de son baquet magique. A Wœrischoffen sur des prairies embuées de rosée, pantalons, soutanes ou jupes relevés, on voit se promener pieds nus les fanatiques du Kneippisme.

Les Illustrés nous montraient il y a peu de temps les adeptes de la vie naturelle (pour ne pas dire naturaliste) chauffant aux rayons du soleil « de Monte Verita » leur simplicité devenue sauvage par excès de civilisation. Il existe en Hollande, en Allemagne, en France, semblables cures de soleil ou de tout à l'air.

Toutes les fantaisies se donnent cours en cette matière tant est exploitable la souffrance humaine. Il y a des maisons de régime, des spécialistes en macaroni, purées et végétaux.

En 1903, un médecin anglais rechercha l'influence de la nourriture sur le caractère de l'homme ; je vous résume ses originales conclusions, sous toutes réserves : (1)

En mangeant du bœuf pendant des mois, on devient courageux, énergique. Le porc rend pessimiste. Ne manger que du mouton fait tomber dans la mélancolie. Le beurre rend paresseux ; les pommes, intelligent, mais les pommes de terre engendrent l'envie. La moutarde conserve la mémoire. L'usage continu du veau ôte la force. (Les maris qui se laissent battre par leurs femmes aiment tous le rôti de veau). Enfin le lait et les œufs donnent aux femmes la grâce et l'esprit. Ce conseil est superflu pour vous, Mesdames. En tout cas nous pouvons tous essayer.

Un établissement que vous ignorez peut-être encore, c'est le *somnarium* ; la maison où l'on dort. La chose, paraît-il, est renouvelée des Egyptiens et des Grecs. Déjà Liébaut et les médecins hypnotiseurs avaient réuni les malades dans des salles obscures et sourdes et le dernier venu entrevoyant, béatement assoupis sur des chaises, ses frères de misère, s'endormait auprès d'eux au moindre signe, presque par contagion, mais c'est là l'hypnose ou sommeil artificiel.

Voici, d'après un journal de la région (2). quelques

(1) In *Chronique médicale* 1903.

(2) *Gazette du Centre*. Décembre 1909.

traits spéciaux du somnarium de Loches. « Les régi-
» mes lacté et lactovégétarien constituent les régimes
» normaux ; toutes les salles de traitement sont éclai-
» rées à la lumière bleu indigo pendant la période de
» cure. Comme transition à cette lumière éminemment
» sédative et à la lumière blanche ordinaire, les corri-
» dors, les vestibules sont éclairés à la lumière verte. »
Voilà pour les yeux.

« Des expériences faites à Loches même ont établi
» que l'osmothérapie ne devait point être négligée ;
» que des odeurs sagacement appropriées étaient à un
» très haut point sédatives et hypnagogues. Celles
» qu'emploie le Dr Lemesle ont certainement toute la
» puissance des anciens parfums de Cyphis qui étaient,
» on le sait (je crois plutôt que vous l'ignoriez comme
» moi), composés de 16 substances, souchet, mirrhe,
» résine, raisins secs, vin, miel, asphalte, sésili, jus-
» quiame, etc., etc. » *Voilà pour le nez.*

Pour les oreilles voici : « Des maximes brèves, des
» sentences claires exhortent à la tranquillité et au
» silence ; des tapis profonds, des paillassons épais
» étouffent le son des pas. Çà n'est pas tout : l'isolement
» est si rigoureux que le malade vit au somnarium
» comme s'il y était seul. Pour lui faire perdre contact
» avec sa personnalité morbide, il doit dépouiller
» l'homme d'hier ; on le revêt d'habits qu'il n'a jamais
» portés, on l'oblige même à quitter son nom pour
» prendre le nom de sa chambre. Ce nom, c'est Charcot,
» Bérillon, Charles Richet, Voisin ». (Pour peu qu'on
ait affaire à un mégalomane, vous voyez d'ici l'autosug-
gestion agir).

« Ainsi préparé, dès son entrée, le malade doit dor-
» mir... et il dort ; s'il est un tantinet récalcitrant, on
» emploie l'inhibition nerveuse par les sensations
» homogènes continues : miroirs rotatifs, casque à

3

» pierres brillantes, vibrations, métronome et appareils » en dérivant. Enfin, s'il le faut, l'application d'un » bandeau spécial fermant la vue et l'ouïe aux sensa- » tions banales qui sont normalement existantes, per- » met (dit sans pédanterie le narrateur) de réaliser la » propice, la nécessaire, la souveraine hypotaxie, mère » du sommeil ».

Eh bien vraiment, mieux vaut encore la dolente complainte de la vieille nounou, et puisqu'il faut tant chercher pour endormir nos misères, ne nous étonnons pas de nous trouver petits à tout âge, sentant encore le besoin d'une maman qui nous berce en chantant.

Après cela, Mesdames et Messieurs, combien il est doux et consolant pour le prédicateur ou le conférencier qui n'a pas su vous intéresser de voir que grâce à lui, quelques-uns d'entre vous ont pu facilement dormir.

Il y aurait encore bien des bizarreries à signaler, telles les cures de lenteur et de tranquillité, pour apprendre aux jeunes Américaines à ne plus brûler la vie.

Et dire que scientifiquement on prouve, on défend toutes ces méthodes, tous ces établissements, alors que du haut des mêmes tribunes on injurie, on traite de fous ou d'hallucinés les moines et les religieuses, dont les cloîtres et les monastères abritent la vie paisible et sage. Maintenant leur corps soumis à l'empire d'une âme libre et sereine, bien avant nos médecins ils ont utilisé le silence et l'isolement. Sobres par hygiène, c'est pour mieux combattre l'égoïsme qu'ils ont changé d'habits et de nom.

Entre eux et les malades, cette différence capitale existe pourtant. Les uns enfermés par nécessité sont coûteux et inutiles, les autres se cloîtrent volontairement pour se rendre utiles et faire bénéficier les pauvres de leurs économies.

Volontiers, je reconnais que dans certains cas l'éloignement du milieu qui entretient les idées malades est utile. Mais, n'est-il pas désolant de se voir trop tôt obligé d'envoyer jeunes filles, jeunes gens, jeunes femmes ou maris, pères et mères hors de leur milieu familial, pour en revenir quand? guéris pour combien de temps? avec une étiquette dont la malignité du monde fera toujours une tare.

Pas de parti pris, bien entendu, et si la chose est urgente, décidons-la ; mais si possible, évitons, retardons, restreignons ces déplorables exils qui dissocient les foyers en attristant les intérieurs. Et comment le pouvons-nous? par un zèle véritable à prêcher cette hygiène morale, ces vertus laïques, démarquage des vertus religieuses de toujours.

Bon gré mal gré le médecin devient confesseur ; il doit aussi savoir prêcher et ceci n'a rien qui puisse enfler d'orgueil : prédication n'est pas synonyme d'éloquence.

Il nous faut savoir prêcher à tout propos utile avec conviction, avec persistance. Et, qu'allons-nous prêcher? ô mon Dieu, des choses bien identiques à ce qu'enseignent nos prêtres. Mais serons-nous écoutés? Mieux qu'eux peut-être. La logique du monde est ainsi faite, qu'il acceptera mieux d'un laïc un sermon sur la morale et qu'il courra demander la santé au brave curé qui croit avoir reçu le don de guérir en sus des dons du Saint-Esprit.

Sans doute, dans ce genre de traitements, bien des insuccès, bien des déboires, bien des ingratitudes seront au bout de nos peines.

Il y a des malades qui ne veulent ou ne peuvent pas guérir; des entourages, des milieux, des circonstances qui entravent notre action.

Parfois, le résultat que nous avons cherché, la guérison que nous avons préparée profitera au charlatan

*

dernier venu, à la drogue prise en cachette donnant l'assaut final à la crédulité aveugle mais triomphante. Qu'importe, n'en est-il pas souvent ainsi dans la recherche du bien des autres, en religion comme en politique, en sociologie et en éducation, quand on sème l'argent charitable ou les idées de vérité. Il nous reste du moins la récompense indéfectible du devoir accompli, de la conscience satisfaite. Aussi bien, je suis d'avis que nul effort n'est inutile; la semence paraît perdue, emportée par le vent, mais plus loin, dans un sol meilleur, ou plus tard, dans une saison plus clémente, elle germera féconde, si non pour nous, pour nos petits enfants.

Ayant connu les causes les plus ordinaires des névroses, ayant groupé tant bien que mal leurs effets, nous nous servirons de cette étude pour les combattre et les déraciner. Dans ce genre de maladie, en effet, il faut non seulement atténuer ou supprimer un symptôme comme on se contente trop souvent de le faire, il faut modifier du tout au tout la mentalité du sujet, il faut désintoxiquer par les chemins qu'a suivis l'intoxication.

Substituer une idée à une autre, susciter un acte pour en éviter un autre, faire régner un sentiment pour en détruire d'autres : tel est le schéma de la méthode. C'est en somme ce qu'indique Eymieux dans les principes du *gouvernement de soi-même.*

Je les résume, 1er principe : Puisque l'idée incline à l'acte qu'elle représente, entretenir en soi des idées conformes aux actions que l'on veut faire, et inversement diminuer la valeur des idées pour les actes qu'on veut éviter.

2e principe : L'acte fait naître le sentiment qui en serait l'expression. Il faut orienter nos actions vers les sentiments que nous voulons avoir.

3e principe : Au moyen des actes et des idées, il faut choisir et développer les sentiments bons et utiles et détruire les mauvais.

Ces trois principes répondent à nos trois grandes facultés, l'intelligence, la volonté libre et la sensibilité supérieure ou affectivité.

Nous verrons qu'on peut y ramener presque tous les symptômes des neurasthéniques. Le premier dans l'ordre, celui qui domine de sa puissance toute la névrose, c'est la suggestibilité exagérée, maladie de la raison. En médecine morale, on a droit d'être entièrement homœopathe : *similia similibus.*

L'idée a fait le mal, qu'elle porte le remède. Par l'hypnotisme, il est plus facile de faire entrer l'idée remède, pourtant, sauf des cas exceptionnels, nous avons vu que ce moyen est à rejeter. La suggestibilité excessive étant morbide, il est illogique de l'accroître.

La morphine qui supprime la douleur du cancer ne vaut pas le bistouri qui le peut enlever ; le bistouri lui-même ne vaut pas le vaccin qui empêcherait ce mal d'éclore ou de récidiver. La persuasion est préférable à la suggestion brutale, parce qu'elle admet le contrôle de la raison qui discute.

Par les idées saines on rectifiera les tendances néfastes de l'hérédité ; on fera du milieu, de l'ambiance, des influences favorables à leur développement. « Comment se fait-il, les enfants étant si intelligents, que les hommes soient si bêtes », écrivait Alexandre Dumas fils, et il ajoutait : « Cela doit tenir à l'éducation ».

Sous son aspect paradoxal, elle est trop souvent justifiée, cette réflexion.

Mal comprise, l'éducation dévie les tendances natives, mais son vrai rôle est de les redresser.

Garanti par son secret professionnel, le médecin doit être curieux et pénétrer partout. Les tares familiales lui seront dévoilées, parce que connaissant l'importance de l'atavisme moral, il doit en chercher les correctifs. Il signalera les mauvais exemples, les mauvaises habitudes du milieu familial ou social. S'il le faut il éloignera les malades, il choisira les adjoints qui lui paraîtront utiles, parents, amis, conseillers, directeurs. Il dépistera les malentendus, les incompatibilités d'humeur, les sourdes rancunes ou les bouderies, les jalousies, les antipathies justes ou mal fondées, sources de tant de peines nerveuses. Affaire de tact et de doigté sans doute, mais qu'on aurait tort de négliger.

Selon sa compétence, il devra aborder le sujet des lectures et des spectacles, indiquer les meilleures occupations intellectuelles en rapport avec les modifications de mentalité qu'il veut obtenir. La contagion, répétons-le, est une réalité aussi notable au moral qu'au physique. A nous de la découvrir pour la faire éviter.

Combien d'intoxications par les lectures des romans modernes avec les conversations, les pensées et les rêveries qui en résultent.

C'est le sensualisme, ce virus infectant. « Les fleurs et les fruits des plaisirs ont passé, les épines, les vers, la pourriture, voilà tout ce qui m'en reste. »

Pour épargner à d'autres ces amères réflexions de Lord Byron, instruisons-les du danger ; mieux encore, si nous le pouvons, indiquons les livres à lire.

Ecoutez Lacordaire : « Quand on peut lire David, saint Paul, saint Augustin, saint Thomas, Bossuet, Pascal, etc., on est bien coupable de perdre son temps dans les niaiseries d'un salon. »

Cherchez moins grand et moins haut si vous voulez, mais à côté des romans qui affectent sans laisser de pensées utilisables, vous trouverez facilement des lectures vivifiantes et toniques.

Les spectacles comportent les mêmes réflexions ; n'est-ce pas user à plaisir notre force nerveuse, démolir et vicier notre sensibilité, que de rechercher toujours davantage des sensations suraigües, des émotions excessives sous leurs aspects les plus pernicieux? Exhibitions outrancières, récits pimentés, crimes raffinés, sports cruels et inhumains, voilà ce qu'aime trop notre décadence blasée, ce que nous ou nos enfants payons en névrose.

Jusqu'à la divine musique qui peut être un bien ou un mal pour les nerfs. La Malibran, entendant pour la première fois la symphonie en ut mineur de Beethoven, fut saisie de convulsions. En revanche, Récamier écrivait invariablement pour les dyspeptiques cette même ordonnance : « L'estomac aime le rythme, Monsieur suivra pendant deux mois la retraite militaire qui s'exécute tous les soirs sur la place Vendôme. »

A toute la série des obsédés, à ceux que fuit le sommeil, à ceux qui n'ont plus d'appétit, à ceux que contracte le spasme ou paralyse l'atonie, à ceux qui n'ont en tête que leur estomac dyspeptique, leurs intestins paresseux, leurs cœurs palpitants ou leurs ventres déséquilibrés, nous devons encore montrer ce que sont les représentations mentales erronées et comment ils peuvent guérir leur maladie en en comprenant mieux l'exacte valeur.

L'on voit, ô surprise, des malades qui décuplaient leur douleur à la trop contempler, évoluer parfois jusqu'aux idées stoïques que leur enseignent les philosophes anciens et modernes, les héros et les saints.

L'importance de la religion aurait ici sa place, elle est tout un filon de réconfort utilisable pour le médecin religieux ou même incrédule. Voyez ce qu'en dit un médecin matérialiste : (1).

« La foi religieuse pourrait être le meilleur préservatif contre les maladies de l'âme et le plus puissant

---

1) Dubois. *Les psychonévroses.*

pour les guérir si elle était assez vivante pour créer chez ses adeptes un vrai stoïcisme chrétien. Soutenu par son Dieu, l'homme peut succomber sous les coups d'une maladie physique, mais moralement il reste debout au milieu de sa souffrance, il est inaccessible aux émotions pusillanimes des névrosés. »

La vie de Coppée malade et sa mort n'en sont-elles pas un admirable exemple. « Vraiment, dit Jean Aicard, c'est une force qui impose tous les respects, celle qui donne à l'agonie la beauté du courage souriant. » (1).

Pour donner à notre moi conscient toute sa valeur, il faut mettre en jeu la volonté. Sans la volonté, l'intelligence la plus riche n'est qu'une machine perfectionnée sans conducteur.

Spinoza affirme que la plupart des humains « ne savent pas vouloir leur volonté ». Quels sont donc lès obstacles à vaincre ? Deux choses d'après les psychologues font la médiocrité de la vie, la faiblesse et l'éparpillement de nos vouloirs (2).

« En vérité, il semble presque que la plupart des hommes se donnent pour but de traverser la vie en dépensant le moins de pensée possible ». Cette constatation de Herbert Spincer est bien juste ; que ce soit dans la famille, au collège, pour faire notre vie, dans ou hors notre profession, pour nous cultiver plus ou nous corriger mieux, l'effort nous est toujours pénible. Le dernier effort intellectuel notable est souvent celui qui mène au diplôme. Après quoi, dans ce champ préparé, les mauvaises herbes ou les fleurettes poussent au hasard des causes qui les sèment, étouffant les restes des belles

(2) Jean Aicard. Discours de réception à l'Académie.
(1) Cf. Payot. *L'éducation de la volonté.*

moissons sans lendemain, occupant sans profit les sillons durcis et jamais plus retournés.

Autre défaut de volonté, autre type est le type éparpillé que Nicolle appelle « esprits de mouche » et que Fénelon compare à une bougie allumée dans un lieu exposé au vent.

« Voyez, dit un autre psychologue (1), ce cheval dans » un clos, il est de race, fringant d'allures, il court en » gambades folles, s'épuise, et le soir venu, il est où l'a » conduit le matin. Si on lui avait mis le mors, si on » avait dirigé sa course, avec moins de peine, il aurait » fourni une belle étape. »

Combien est fréquent ce type chez les jeunes gens, chez les jeunes filles. Les études finies, c'est au gré des jours et des saisons, les sports et les plaisirs, les flâneries ou les lectures, un peu de droit ou de broderie. Il est fréquent aussi chez les mondains excessifs, dont les vies pourtant fébriles s'essaiment en futilité, réduisant la part des devoirs d'état, l'entretien de l'esprit et du cœur pour accroître celle des fêtes, des visites et des jeux.

S'il y a des abouliques, des paresseux, par défaut de caractère, les mêmes types sont réalisés par l'épuisement et le surmenage physique.

Ici nous disons paresseux comme nous disons anémiques.

Nous avons vu comment de la névrose naissait la conviction d'impuissance, le doute contraire à l'action et même les états de tristesse.

C'est au médecin à discerner les causes exactes de ces maladies de la volonté, analogues dans les deux cas. C'est à lui de donner, selon le besoin, le repos néces-

---

(1) Eymieux. Loc. cit.

saire, l'aliment qui répare, le conseil qui facilite, l'idée qui porte la force.

Chez la plupart des névropathes, nous avons trouvé ce symptôme de la fatigabilité exagérée. L'épuisement musculaire qu'elle représente rend l'acte difficile et douloureux et comporte aussi la paresse de l'attention.

« Je n'ai plus de mémoire, disent ces malades, je lis deux pages et ne me souviens de rien. » Erreur, votre mémoire n'a rien enregistré parce que vous avez lu superficiellement, sans fixer vos pensées.

Je suis incapable de prendre une décision, dit un autre, même dans le domaine de la vie ordinaire ; me lever, m'habiller, choisir un chapeau, entreprendre une affaire, commander mon dîner, lire, travailler, sortir, sont autant de montagnes dressées devant ma volonté. Vous me dites de réfléchir, de diriger mes idées pour les actes, mais, mon pauvre Docteur, je ne puis assembler trois idées de suite, en cherchant la seconde, je perds le souvenir de la première. Et comme refrain, tout me fatigue, tout me brise, je ne vaux plus rien.

N'est-ce pas là cette fatigabilité par mélange de volonté débile et de dépression physique. Une piqûre de sérum, un bon tonique seront d'un précieux secours, c'est entendu, mais nous avons plus à faire en cherchant les remèdes moraux.

Défaillantes ou éparpillées, les volontés malades ont besoin *de se préciser un but* et *d'y persévérer*, mais il faut leur en donner les moyens.

Deux sortes d'occupations sollicitent ordinairement notre activité. Les unes qu'on peut dire forcées sont les fonctions physiologiques (manger, dormir, etc.) outre les obligations sociales, mondaines, professionnelles. Les autres sont plus spécialement choisies par notre volonté pour développer nos facultés, notre moi, selon nos goûts personnels, nos aspirations et nos sentiments.

Nous sommes libres évidemment de donner à ces deux parts de notre vie le temps et la manière que nous voulons. Dans les deux cas, il faut bien considérer le but et envisager les meilleurs moyens pour y arriver : « Voilà ce que j'ai à faire ; quand et où je dois le faire ; » quel temps il me faudra pour le faire. »

L'ordre dans la vie est le meilleur adjuvant de la volonté, on l'a dit, ce n'est pas le temps qui manque à l'homme, mais l'homme qui manque au temps. Marcel Prévost (1) conseille de se faire son Joanne et de le faire par écrit. Ceci est peut-être exagéré, notre existence ne peut être réglée comme celle des moines, mais ce qu'il faut, c'est autant que possible envisager la veille ce qu'on doit faire le lendemain, penser le matin à ce qu'on fera le soir.

Du début de la journée dépend son bon emploi. Voyez ce qu'en pensait Shopenhauër : « Le matin est la jeunesse du jour, tout y est plus frais, plus riant, plus facile. Il ne faut pas raccourcir ce temps en se levant tard ou par des occupations indignes et des conversations oiseuses; c'est la quintessence de la vie. »

Il n'est pas question pour cela de faire la vie monotone, mais c'est la seule façon de n'être jamais oisif, d'agir plus facilement et plus fortement. Plus fortement, parce que la volonté intelligente n'abandonnera jamais les rênes pour refréner un écart, redresser ou modifier la direction ; mais plus facilement parce que l'ordre créera *l'habitude*.

L'habitude est une seconde nature; elle en a les avantages et les inconvénients. Elle diminue l'effort ; la répétition d'un acte, dans des conditions analogues, rend son exécution plus aisée. Mais elle tend à la routine, au

---

(1) Lettres à Françoise mariée.

reflexe fatal. Cette tendance au reflexe est précieuse pour remédier à la fatigabilité chez certains malades, et dans les fonctions physiologiques elle a plus d'importance que la volonté. Les repas réglés, le lever et le coucher, les exercices et repos à heure fixe économisent la dépense nerveuse et entretiennent les organes. Pour ces opérations, la volonté intervient pour régler les moments ; mais si elle entretient une attention excessive, maladroite, elle devient une entrave.

Une bonne vieille, très soucieuse de régulariser ses intestins paresseux, disait judicieusement à son médecin : « Quand j'y mets trop de volonté, je ne réussis pas ; par contre, que je mette mes lunettes et lise un journal, cela va tout seul. » (1).

L'habitude favorise beaucoup ce qu'on appelle la *mise en train*. Le déprimé affalé sur son lit, effondré dans son fauteuil, ne se décide pas à agir. En créant l'habitude, cette difficulté initiale disparaîtra. Mais l'habitude n'est qu'un moyen que doit dominer la raison libre, elle ne fortifie pas la volonté.

Où donc trouverons nous les sources des énergies du vouloir ? Nous les trouverons dans les sentiments capables de nous entraîner. Ces sentiments, nous en favoriserons l'éclosion, nous les entretiendrons par des idées et des actes conformes. Ces sentiments seront la flamme de notre volonté, volonté ardente, mais surtout *persévérante*.

Il faut des étapes sur la route des manœuvres pour orienter sa situation, reconnaître la position de l'ennemi, déblayer quelques obstacles et se réapprovisionner. La volonté des faibles comme celle des forts doit faire de même. Par quelques réflexions attentives, quelques pensées écrites ou méditées, elle observera le chemin

(1) Dubois. Loc. cit.

qu'elle doit suivre. Dans les arrêts, elle se débarassera des émotions dangereuses, des sentiments contraires et pour persévérer sans faiblir, elle s'appuiera de bonnes résolutions suivant le conseil de saint Jean Chrysostome. *Formez-vous une bonne résolution, considérez le but et non les difficultés.*

Mais avant tout, pour qu'aucune désillusion ne soit capable de nous arrêter, faisons le but attrayant, choisissons le grandiose, noble, irrésistible. Pour cela, allumons ces phares directeurs que sont nos sentiments, élevons-les jusqu'à la *passion* (la bonne passion bien entendu).

La passion est un état affectif plus fort et plus durable que le sentiment qu'elle renferme. Le désir la provoque et l'émotion l'enrichit. « La passion, dit Monsieur Ribot, est dans l'ordre affectif ce que l'idée fixe est dans l'ordre intellectuel. » J'entends bien alors l'objection : « Comment choisir nos passions ; elles sont irrésistibles et nous entraînent. » Pardon ! l'appétit, l'inclination nous influencent, mais la passion ne peut naître et durer qu'avec la connivence de la liberté.

Ne pouvant développer tous les moyens propres à aider notre liberté dans sa tâche, empruntons seulement au *Gouvernement de soi-même* une méthode que l'auteur appelle le *comme si.* « Je dirigerai mes pensées et mes » actes, comme si j'avais le sentiment que je veux avoir, » puisque c'est le moyen de me le donner, et inverse- » ment, j'agirai conformément au sentiment que je veux » expulser. »

Ingénieux et charmant moyen, non pas infaillible, mais certainement efficace. Vous avez une antipathie que vous reconnaissez injuste ou irrationnelle; à quoi bon vous en désoler dans des constatations stériles?

Par la recherche des pensées conformes, par des prévenances voulues, des actes orientés, arrivez au bon sentiment que vous désirez avoir ; détruisez le mauvais qui vous accaparait. N'est-ce pas ainsi, constate encore le R. P. Eymieux, qu'on opère dons beaucoup de cas. « Des jeunes gens font bruit et scandales pour paraître pires qu'ils ne sont, mais c'est un jeu dangereux. » Les médecins savent que des fillettes imitant leur mère « jouent si bien leur rôle de petites femmes nerveuses qu'elles sont prises au piège et le deviennent réellement. »

Pour se donner du courage, le poltron chante ou siffle en traversant une forêt. Le philosophe Fouillée prétend même qu'en s'exerçant à être belle, la femme s'est exercée à être bonne. Chaque geste doux et tendre, chaque mouvement gracieux du visage ayant tendance à mettre l'esprit dans une attitude de douceur, de paix et de grâce.

Les cris, la musique, les gestes favorisent la bravoure. « Un général se targuait un jour devant Murat de n'avoir jamais eu peur sur un champ de bataille. » Je vous en fais mon compliment, répliqua gaîement le grand sabreur, je ne puis en dire autant : « J'ai toujours peur, mais j'avance toujours. »

Et le grand Turenne, quand il sentait la peur, éperonnait son cheval, mais s'éperonnait lui-même par ce petit discours : « Tu trembles, vieille carcasse, tu as peur, je t'en ferai bien voir d'autres. » Sur ce, il volait à la bataille.

Courage donc, pauvres défaillants de la volonté, malheureux obsédés par les sentiments tristes, les émotions déprimantes. Selon ce conseil des saints livres : « Aime ton âme et console ton cœur, et chasse de toi la tristesse, » connaissez vos forces latentes, recourez aux vrais remèdes, cherchez les idées fortes, les sentiments qui entraînent, les passions qui vous guériront. Pour chaque cas spécial, ayez pour vous aider des livres et des guides, des conseillers et des amis.

Arrière la *tristesse.* « Elle est, dit Lacordaire, une faim qui a besoin de pâture et qui se fait d'autant plus de mal qu'elle se concentre en elle-même, sans autre aliment. » Montaigne la craignait aussi : « Je ne l'aime, ni l'estime, quoique le monde ait entrepris de l'honorer de sa faveur particulière. Ils en habillent la sagesse, la vertu, la conscience. Sot et vilain ornement. » La tristesse favorise le découragement, émotion dangereuse qui nous prend tantôt brusquement, tantôt sournoisement. Le découragement, c'est le vertige moral, fruit de l'idée, de lâcheté ou d'impuissance; il faut le détruire par la logique et les actes, car il conduit à la peur de vivre.

Evitons *l'oisiveté* et sa compagne *la rêverie.* La rêverie voisine avec l'hallucination, elle est favorable à l'obsession, car elle participe du rêve, phénomène intellectuel, étranger à la raison (1).

Elle facilite la prépondérance des instincts et des défauts de nature. Le travail ou une occupation que nous choisirons et que nous aimerons seront les remèdes.

Combattons le *sensualisme.* Nous l'avons vu, par les dépenses qu'il impose, par les poisons qu'il apporte, il use les nerfs, il tue la pensée. C'est pour cela qu'Edgar Quinet s'écriait : « Ne s'en trouvera-t-il pas qui, rassasiés de bien-être physique, soient enfin altérés de bien-être moral. » Régularité, régime, recherche d'un bon milieu de culture pour notre équilibre moral, voilà comment le combattre. Et pour le remplacer, tant de belles choses restent à aimer chez les hommes, dans l'art et dans la nature : livres, musique, littérature ; poésie des cieux, des champs, de la mer et des montagnes.

---

(1) Cf. Eymieux. Loc. cit.

Et toujours pour chasser les habitudes, les idées fixes et les obsessions nées des sentiments nuisibles, efforçons-nous aux vertus, aux passions qui leur sont contraires.

C'est par trop une conférence spirituelle, s'exclameront en sortant quelques-uns de mes complaisants auditeurs ? Que voulez-vous ? On est *spirituel* comme on peut ! surtout dans un sujet aussi sévère.

Il y a quelque temps je lisais un opuscule fait par un externe des Hôpitaux de Lyon sur *la chasteté*. A 20 ans, il faut un certain mépris de la moquerie pour donner des conseils sur un pareil thème. Et pourtant vous eussiez trouvé comme moi que ce jeune avait raison. La peur du ridicule est encore une peur qu'il faut savoir dompter.

Croyez bien que je n'ai point voulu, en ce soir de carême, faire concurrence à l'Eglise. Je suis resté laïc et médecin. C'est d'ailleurs à un charmant traité fait par un Docteur absolument athée que je vais emprunter pour terminer quelques vertus enseignées par lui à ses malades du moral. On peut dire qu'elles sont de deux sortes, les unes exaltant le moi au dedans, les autres l'exaltant au dehors.

La sincérité est la première des vertus, disait V. Cherbulliez. Vertu d'adulte, elle doit être développée dès l'enfance et envers l'enfance. Elle comporte le courage de ses convictions, la franchise, la loyauté, la probité. Elle éloigne de la débauche qui a besoin d'un masque ; elle évite la séduction, la dissimulation, l'infidélité dans les fiançailles et dans le mariage. On a dit qu'elle ne courait pas les rues. « Aucune autre vertu ne peut pourtant exister sans elle. »

Bien peu en honneur est aussi *l'humilité*. Pourtant, outre le mauvais orgueil, elle entrave la timidité quand celle-ci est la crainte d'être mal jugé. L'irritabilité, la susceptibilité exagérée, la préoccupation de soi ont leur remède dans l'humilité.

Montons encore jusqu'à la *vaillance* simple, non téméraire, celle qui donne la joie de vivre, celle qui aime le devoir et même celle qui va jusqu'au sacrifice. « Un » nerveux qui n'admet pas que la vie vaille la peine de » vivre, dit le professeur Grasset, ne guérira jamais. » Quelles que soient les injustices apparentes ou réelles » des diverses destinées, chacun a toujours un rôle » modeste ou élevé à remplir dans l'intérêt de ses semblables et de l'humanité. »

Aux vertus personnelles, il faut donc ajouter l'altruisme sous toutes ses formes : patience, douceur, charité ; en un mot tous les aspects de la bonté.

D'un prédicateur, j'ai retenu cette gracieuse image : « Le cœur est une urne remplie d'un parfum précieux, mais qu'il faut pencher pour le répandre. » Ce parfum c'est *la bonté*...

Enfin, pour nous stimuler toujours dans cette recherche *du bien, du vrai, du beau*, sachons nous faire *un idéal.*

L'idéal, ce mot plane au-dessus des douleurs et des plaintes des névropathes comme la victoire au-dessus des nuages fumeux et sanglants de la bataille ; il éclate comme le soleil après la nuit.

Malgré les échecs, malgré les ingratitudes, heureux le médecin qui peut voir des traits ravagés par les stigmates de la névrose s'illuminer enfin du bonheur de vivre.

Vous connaissez le beau tableau de Maxence : *Vers l'Idéal.* Ces deux jeunes gens aux habits rehaussés d'or et de gemmes précieuses, aux visages extasiés, sont d'un symbolisme éloquent qui traduit la richesse de l'enthousiasme, la pureté des aspirations.

Suivons-les :

Marchons vers l'Idéal, ennoblis par l'effort,
Soutenus par l'amour, guidés par la pensée ;
De deux âmes faisant une âme condensée,
Fiers et droits, le front haut, l'œil ardent, le cœur fort.

J'ai fini, pourtant laissez-moi nommer encore une vertu indispensable. Fille affinée de la bonté, sœur du pardon : c'est *l'indulgence.* On la dit trop exclue du monde. A quoi bon la vanter ici ? Par votre aimable attention à m'écouter si longtemps, par la bienveillance de vos applaudissements, je sais comment votre Assemblée d'élite s'entend à la pratiquer ; mais je voulais vous en remercier.

Nantes. — Imp. Mellinet, place du Pilori, 5. — Biroché et Dautais, Succ^rs

www.ingramcontent.com/pod-product-compliance
Ingram Content Group UK Ltd.
Pitfield, Milton Keynes, MK11 3LW, UK
UKHW020353250726
13967UKWH00005B/2262